J. SCHÖPF

Pharmakotherapie der Schizophrenie

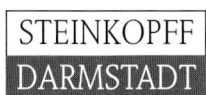

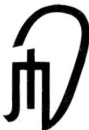

Priv.-Doz. Dr. med. Josef Schöpf
Steinwiesstrasse 32
CH-8032 Zürich
E-Mail: josef.schopf@bluewin.ch

ISBN 3-7985-1314-7 Steinkopff Verlag Darmstadt

Die Deutsche Bibliothek – CIP-Einheitsaufnahme
Ein Titeldatensatz für diese Publikation ist bei
Der Deutschen Bibliothek erhältlich

Steinkopff Verlag Darmstadt
ein Unternehmen der BertelsmannSpringer Science+Business Media GmbH
http://www.steinkopff.springer.de
© Steinkopff Verlag Darmstadt 2001
Printed in Germany

Verlagsredaktion: Sabine Ibkendanz – Herstellung: Klemens Schwind
Umschlaggestaltung: Erich Kirchner, Heidelberg
Satz: K+V Fotosatz GmbH, Beerfelden

SPIN 10850546 · 85/7231 – 5 4 3 2 1 0 – Gedruckt auf säurefreiem Papier

Mit freundlichen Empfehlungen von

sanofi~synthelabo

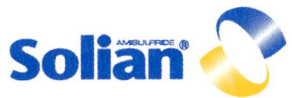

Vorwort

Die moderne Ära der Schizophrenietherapie begann in den 50er Jahren mit der Entdeckung der antipsychotischen Wirkung von Chlorpromazin. Die Behandlung mit den heute als typisch bezeichneten Neuroleptika ermöglichte es, die oft schwer verlaufende Krankheit günstig zu beeinflussen oder gar zum Verschwinden zu bringen. Nach dieser grundlegenden Neuerung erfolgten während der nächsten Jahrzehnte im Grunde genommen nur mehr Optimierungen der Therapie.

Die Möglichkeiten der Schizophreniebehandlung haben sich mit der Einführung moderner atypischer Neuroleptika wesentlich verbessert. Hinsichtlich der Verträglichkeit und Sicherheit stellen die neuen Substanzen einen deutlichen Fortschritt dar. Dieses Buch stellt einen praxisbezogenen Leitfaden der modernen Therapie mit atypischen und typischen Neuroleptika dar.

Die neuen Substanzen sind relativ teuer, in den wohlhabenden Ländern Europas aber erschwinglich. Da und dort muss Politikern und Krankenkassen noch klar gemacht werden, dass die Patienten ein Recht darauf haben, in den Genuss dieser Neuerungen zu kommen. Wir Psychiater dürfen darauf zählen, dass wir diese Einsicht dort, wo sie bisher fehlt, mit einer klaren Haltung herbeiführen werden.

Zürich und Lans/Tirol, im August 2001   Josef Schöpf

Inhaltsverzeichnis

1 **Therapie mit Neuroleptika,**
sonstige biologische Therapien   1

   Allgemeines   1
   Einteilung der Neuroleptika   2
   Auswahl des Neuroleptikums   8
   Durchführung der neuroleptischen Therapie   10
   Interaktionen   14
   Therapieresistenz   16
   Wechsel des Neuroleptikums   18
   Alterspatienten   19

2 **Nebenwirkungen von Neuroleptika**   21

   Neurologische Nebenwirkungen   21
   Psychische Nebenwirkungen   26
   Allgemein somatische Nebenwirkungen   28
   Therapie von Neuroleptikanebenwirkungen   33

3 **Dosierung ausgewählter Neuroleptika**   35

4 **Dosierung von Depotneuroleptika**   37

5 **Schizophrenie:**
Informationen für Patienten und Angehörige   39

1 Therapie mit Neuroleptika, sonstige biologische Therapien

Allgemeines

Die Schizophrenie ist eine schwere Erkrankung, jedoch wünscht nur ein Teil der Patienten, wenigstens initial, eine Therapie. Es ist vorteilhaft, wenn eine Schizophrenie nicht zu lange unbehandelt bleibt. Verharrt der Patient im psychotischen Zustand, können sich Rückzugstendenzen und andere Sekundärfolgen der Erkrankung akzentuieren. Andererseits reagieren die Patienten auch nach jahrelang bestehender Symptomatik gut auf die Behandlung.

Die Therapie der Schizophrenie ist komplex. In der akuten Phase liegt das Schwergewicht auf der Pharmakotherapie, im weiteren Verlauf haben nichtmedikamentöse Therapien eine zusätzliche wichtige Bedeutung.

Es kommen biologische und psychotherapeutische Verfahren zum Einsatz. Der Sinn einer Therapie auf verschiedenen Ebenen kann durch das sog. Vulnerabilitäts-Stress-Modell begründet werden, nach welchem Patienten mit Schizophrenie eine besondere Tendenz aufweisen, unter psychischer Belastung Krankheitssymptome zu entwickeln. Eine Symptomverminderung kann einerseits durch Neuroleptika erzielt werden, welche diese Vulnerabilität biologisch reduzieren. Andererseits können bessere Bewältigungsstrategien und eine angemessene Lebensgestaltung zur Stressreduktion beitragen und dadurch protektiv wirken.

Die biologische Schizophrenietherapie ist weitgehend identisch mit der neuroleptischen Behandlung. Neuroleptika wirken bei Schizophrenie und anderen psychotischen Zuständen, weshalb die Bezeichnung „antipsychotischer Effekt" zutreffend ist.

Zur Effizienz der Neuroleptika kann als repräsentatives Beispiel eine ältere, aus dem Jahr 1968 stammende Multizenter-Studie des National Institute of Mental Health (Bethesda, USA) angegeben werden, bei der 75% der neuroleptisch, jedoch nur 25% der plazebobehandelten Patienten innerhalb von 6 Wochen eine wesentliche Zustandsverbesserung erfuhren. Diese stellt sich im Allgemeinen kontinuierlich von Behandlungsbeginn an ein. Die Neuroleptika wirken gegen das schizophrene Gesamtsyndrom, allerdings gegen Positivsymptome besser als gegen Negativsymptome.

Die Effizienz der Neuroleptika ist nur teilweise zufriedenstellend, und besonders die älteren, typischen Neuroleptika weisen z. T. beträchtliche Nebenwirkungen auf. Andererseits sind die Neuroleptika unverzichtbar. Praktisch alle akut kranken und viele chronisch kranken schizophrenen Patienten benötigen eine neuroleptische Medikation.

Einteilung der Neuroleptika

Chlorpromazin und seine Folgesubstanzen erhielten den Namen Neuroleptika wegen der neurologischen Begleiteffekte wie dem Parkinsonoid und anderen extrapyramidal-motorischen Symptomen (EPS). Man glaubte ursprünglich, dass die Auslösung eines Parkinsonoids für den antipsychotischen Effekt nötig sei. Dies wurde aber durch die Entwicklung der atypischen Neuroleptika widerlegt. Allerdings weist das Parkinsonoid auf den für die antipsychotische Wirkung wichtigen dopaminblockierenden Effekt der Neuroleptika hin.

Neuroleptika können auf Grund ihrer chemischen Struktur klassifiziert werden, z. B. in Phenothiazine, Butyrophenone u. a. Diese Klassifikation ist für klinische Zwecke wenig ergiebig. Heute ist die Einteilung in *typische* und *atypische* Neuroleptika üblich.

Typische Neuroleptika verursachen EPS und zeigen einen Parallelismus von antipsychotischen und extrapyramidalen Wirkungen. Biochemisch ist dieser Effekt durch eine Hemmung der D2-Rezeptoren aller vier zerebralen Dopaminbahnen, nämlich der nigrostriatalen, der mesolimbischen, der mesokortikalen und der hypothalamo-hypophysären Bahn bedingt. Die antipsychotischen Effekte werden durch die mesolimbische und z. T. die mesokortikale, die EPS durch die nigrostriatale und die neuroendokrinologischen Nebenwirkungen durch die tubero-infundibuläre Bahn vermittelt.

Übersicht 1: **Typische Neuroleptika**

- ◾ Parallelismus von antipsychotischen und extrapyramidalen Effekten
- ◾ Wirksamkeit besonders gegen Positivsymptome
- ◾ Unspezifischer D2-Antagonismus

Atypische Neuroleptika sind antipsychotische Substanzen mit nur geringen oder ganz ohne extrapyramidale Effekte. Sie wirken global mindestens gleich gut antipsychotisch wie typische Neuroleptika, sind aber besser wirksam bei Negativsymptomen. Nichtsdestoweniger bleibt auch bei ihnen die Wirkung gegen Negativsymptome oft unbefriedigend.

Atypische Neuroleptika besitzen wahrscheinlich auch sog. neurokognitive Effekte, d.h. sie verbessern gestörte neuropsychologische Funktionen wie Konzentration, Aufmerksamkeit und planerisches Denken. Auch atypische Neuroleptika hemmen Dopaminrezeptoren. Es gibt heute kein Antipsychotikum ohne dopaminblockierende Wirkung. Die Diskordanz von antipsychotischem und extrapyramidalem Effekt ist je nach Substanz durch unterschiedliche biochemische Eigenschaften bedingt. Alle atypischen Neuroleptika weisen eine selektive Wirkung auf die mesolimbischen Dopaminbahnen auf. Zudem besitzen alle außer Amisulprid eine kombinierte D2/5HT2-antagonistische Wirkung, wobei die 5HT2-Komponente für die Effizienz gegen Negativsymptome und die verminderte Tendenz zu EPS verantwortlich ist. Amisulpirid bewirkt in niedriger Dosis eine Blockierung präsynaptischer D2-Rezeptoren. Dies führt, u.a. im kortikalen Bereich, zu einer vermehrten Dopaminfreisetzung und als Folge davon zu einer Verminderung von Negativsymptomen. Bei höherer Dosierung wird durch Hemmung postsynaptischer D2-Rezeptoren die mesolimbische Dopaminbahn blockiert, was die Unterdrückung von Positivsymptomen herbeiführt. Amisulprid hemmt auch D3-Rezeptoren, über deren Funktion aber wenig bekannt ist.

Übersicht 2: **Atypische Neuroleptika**

- Antipsychotischer Effekt bei geringen oder fehlenden EPS
- Global mindestens gleich gut wirksam wie typische Neuroleptika
- Gegen Negativsymptome besser wirksam als typische Neuroleptika
- Hinweise auf neurokognitive Effekte
- Selektivität für mesolimbische Dopaminbahn, 5HT2-Antagonismus, Antagonismus präsynaptischer D2-Rezeptoren

Unterteilung typischer Neuroleptika: Typische Neuroleptika können unterteilt werden nach der sog. neuroleptischen Potenz, d.h. der auf das Gewicht bezogenen Wirksamkeit. Dieser Klassifikation kommt außer den Äquivalenzangaben (Übersicht 3) wenig Bedeutung zu. Wenn man trotzdem von den *hochpotenten* und *niedrigpotenten* Neuroleptika spricht, so ist dies in erster Linie durch das häufig unterschiedliche Nebenwirkungsprofil begründet. Viele niedrigpotente Neuroleptika weisen zugleich sedierende Effekte auf, die zu Behandlungsbeginn therapeutisch erwünscht sein können. Bei einigen niedrigpotenten Neuroleptika ist die neuroleptische Potenz so gering, dass sie in den üblichen Dosierungen kaum antipsychotisch wirken. Promazin besitzt überhaupt keinen antipsychotischen Effekt.

Unterteilung atypischer Neuroleptika: Auch diese Substanzen wirken alle in etwa gleich stark antipsychotisch, und zwar sowohl global als auch auf einzelne Symptome. So ergibt sich diesbezüglich kein Ansatzpunkt für eine Unterteilung. Biochemisch bestehen vor allem Unterschiede zwischen den D2/5HT2-Blockern und Amisulprid, wobei die klinische Relevanz dieser Differenz unsicher ist.

Ein Teil der atypischen Neuroleptika bewirkt dosisabhängig, d.h. im Allgemeinen erst im höheren Dosisbereich, EPS. Clozapin verursacht auch in ganz hohen Dosen keine EPS.

Übersicht 3: Typische Neuroleptika (hoch- und mittelpotente)

	Äquivalenz (Vergleich zu Chlorpromazin = 1)	Sedierend (bes. initial)	Anticholinerg	Adrenolytisch	Chinidinartig am Herzen
Chlorpromazin	1	+	++	++	+*
Thioridazin	1	+	++	++	+*
Clotiapin	2	++	+	+	±l
Zuclopenthixol	5	++	+	+	±l
Perphenazin	9	–	+	+	±l
Haloperidol	50	±l	–	–	–
Flupentixol	50	–	+	+	±l
Fluphenazin	50	–	+	+	±l
Pimozid	75	–	–	–	±l*

* QT-Zeit-Verlängerung

Übersicht 4: Typische Neuroleptika (niedrigpotente)

	Antipsycho-tisch	Sedierend (bes. initial)	Anticholinerg	Adrenolytisch	Chinidinartig am Herzen
Promazin	−	++	++	++	±
Levomepromazin	±	++	++	++	±*
Chlorprothixen	±	++	++	++	±

* QT-Zeit-Verlängerung

Übersicht 5: **Atypische Neuroleptika**			
	Sedierend	Anticho-linerg	Adreno-lytisch	QT-Zeit-Ver-längerung
In hohen Dosen EPS möglich				
■ Risperidon	±	–	+	–
■ Zotepin	+	+	+	–
■ Amisulprid	–	–	–	–
Kaum EPS im gesamten Dosisbereich				
■ Olanzapin	+	+	+	–
■ Quetiapin	+	–	+	–
■ Ziprasidon	±	–	+	+
Definitiv keine EPS im gesamten Dosisbereich				
■ Clozapin	++	+	+	–

Auswahl des Neuroleptikums

■ **Atypische vs. typische Neuroleptika:** Heute sind bei der Schizophreniebehandlung atypische Neuroleptika die erste Wahl. Speziell zu erwähnen ist, dass atypische Neuroleptika ein vermindertes Spätdyskinesierisiko aufweisen.

Typische Neuroleptika können als Ersttherapie noch gegeben werden, wenn eine niedrige Dosis zur Beeinflussung von Positivsymptomen eingesetzt wird, ferner bei akuter schwerer Erregung, bei der eine zuverlässige Sedierung mit einer bekannten Substanz unabdingbar ist. Mit Ausnahme von Clozapin können derzeit atypische Neuroleptika nicht intramuskulär injiziert werden. Nach Abklingen der akuten Symptome ist die Umstellung auf eine atypische Substanz in Erwägung zu ziehen.

Übersicht 6: Auswahl von typischen vs. atypischen Neuroleptika

- Atypische Neuroleptika grundsätzlich zu bevorzugen
- Typische Neuroleptika ggf. zur Behandlung von Positivsymptomen in niedriger Dosis
- Typische Neuroleptika, wenn bei schwerer Erregung zuverlässige Sedierung unabdingbar oder i.m.-Applikation erforderlich
- Später Umstellung auf atypisches Neuroleptikum zu erwägen

Auswahl innerhalb typischer Neuroleptika: Wegen fehlender Effizienzunterschiede sind die Nebenwirkungen (vor allem Sedierung vs. Nichtsedierung) besonders wichtig. Pharmakokinetische Eigenschaften der Substanzen spielen kaum eine praktische Rolle, schon deswegen nicht, weil der Metabolismus und das Interaktionspotential vieler älterer Neuroleptika nur lückenhaft bekannt sind.

Auswahl innerhalb atypischer Neuroleptika: Wie erwähnt, gibt es auch bei diesen keine relevanten Effizienzunterschiede.

Besonders in der psychiatrischen Klinik ist es bei akut kranken und erregten Patienten wünschenswert, dass man vom ersten Behandlungstag an eine gut antipsychotisch wirksame Dosis verabreichen kann und nicht über Tage aufdosieren muss. Diese Möglichkeit besteht bei Olanzapin und Amisulprid.

Spezielle Indikationen für einzelne atypische Neuroleptika gibt es sonst nur begrenzt. Wahrscheinlich besitzen alle atypischen Neuroleptika eine gewisse antidepressive Komponente. Relativ gut dokumentiert ist diese für Olanzapin, Ziprasidon und Clozapin. Amisulprid wirkt z. T. gegen reine Depressionen und ist in einzelnen Ländern als Antidepressivum zugelassen. Olanzapin erwies sich auch als gut wirksam bei gemischt manisch-schizophrener Symptomatik.

Amisulprid ist das einzige atypische Neuroleptikum, dessen Effizienz in Niedrigdosierung bei Schizophrenie mit vorwiegender Negativsymptomatik belegt ist.

Clozapin wird wegen des Agranulozytoserisikos nicht als Medikament erster Wahl, sondern nur bei Therapieresistenz und in anderen speziellen Indikationen eingesetzt.

Im Übrigen erfolgt die Auswahl der Substanz auch hier nach den Nebenwirkungen (Übersicht 5 und S. 21 ff.).

Durchführung der neuroleptischen Therapie

Akuttherapie im Regelfall: (s. auch S. 35) Für die atypischen Neuroleptika bestehen detaillierte Dosierungsanweisungen. Für die typischen Neuroleptika werden hier mittlere Dosen angegeben; bis heute bestehen unter den Fachleuten Divergenzen über den optimalen Dosisbereich.

Therapie bei Erregung: (s. Übersicht 7) Atypische Neuroleptika werden heute zurecht auch bei akuter Schizophrenie als Medikamente der Wahl eingesetzt. Zum Teil ist eine sedierende Begleitmedikation indiziert.

Es wurde erwähnt, dass man bei starker Erregung z. T. auf typische Neuroleptika zurückgreift. Wird das Neuroleptikum i.m. verabreicht, wird meistens gleich hoch wie bei oraler Gabe dosiert, obwohl die orale Bioverfügbarkeit vieler Neuroleptika nur bei 50% liegt. Man geht davon aus, dass der meist schwere Zustand eine höhere Dosis erfordert.

Eine Alternative zur 2-mal täglichen i.m.-Behandlung mit Haloperidol stellt die Einmalgabe von Zuclopenthixol in der Acutard-Form mit einer Wirkdauer von 2–3 Tagen dar. Wegen der Möglichkeit starker EPS soll diese galenische Form nur Patienten gegeben werden, die in der Vergangenheit typische Neuroleptika toleriert haben.

Übersicht 7: **Akuttherapie der Schizophrenie bei Erregung**

Mit atypischen Neuroleptika per os

- Insbesondere Olanzapin und Amisulprid, ggf. mit Benzodiazepin

Mit typischen Neuroleptika per os

- Haloperidol 2×5 mg bis max. 2×10 mg tgl., zudem ggf. ein Benzodiazepin, z.B. Lorazepam 2×1,25 mg bis 3×2,5 mg tgl.
- Ggf. zu Haloperidol sedierendes Neuroleptikum, z.B. Levomepromazin 2×25–50 mg tgl.
- Statt Haloperidol allenfalls Zuclopenthixol ca. 2×25 mg tgl.
- Prophylaktisch Antiparkinsonmittel (z.B. Biperiden 2×4 mg tgl.)

Mit typischen Neuroleptika i.m.

- Haloperidol in gleicher Dosis (2× tgl.) oder Zuclopenthixol 50–100 mg, in der Acutardform (1× alle 2–3 Tage)

■ **Langzeitbehandlung:** Weil sich nach eingetretener Remission im Falle des Absetzens des Neuroleptikums bei ca. 60% der Ersterkrankten und 90% der Wiedererkrankten innerhalb eines Jahres erneut psychotische Symptome zeigen, ist eine längerfristige Therapie wichtig. Man empfiehlt diese bei Ersterkrankung für 1–2 Jahre fortzusetzen, bei Wiedererkrankung für ca. 5 Jahre und oft das ganze Leben.

Bei anhaltender Stabilisierung kann man nach einigen Wochen die Initialdosis allmählich auf 2/3 bis 1/2 reduzieren. Später können allenfalls in Abständen von Monaten weitere Reduktionen vorgenommen werden. Es besteht aber immer die Möglichkeit des Wiederauftretens psychotischer Symptome. Daher wird man bei Patienten, die sehr schwere Krankheitssymptome zeigten, einen mittleren Dosisbereich nicht ohne weiteres unterschreiten. Im Prinzip versucht man die Einstellung auf eine zwar effiziente, aber möglichst niedrige Dosis. Es gibt keine generelle untere Wirksamkeitsgrenze. Rückfälle treten z. T. verzögert nach Wochen auf.

Eine Toleranzentwicklung gegen den antipsychotischen Effekt wird, abgesehen von fraglichen Ausnahmen, nicht beobachtet.

Bei Patienten mit wellenförmigem Krankheitsverlauf kann der Versuch einer intermittierenden, sich auf die einzelnen Krankheitsphasen beschränkenden Behandlung unternommen werden. Treten Frühsymptome auf – besonders Schlafstörungen können ein erstes Zeichen sein –, sollte die neuroleptische Therapie sofort wiederbegonnen werden. Diese Frühinterventionsstrategie kommt aber oft zu spät und kann den Rückfall z. T. nicht mehr verhindern.

Behandlung assoziierter psychischer Störungen: Primär geht man davon aus, dass sich alle Symptome einer Schizophrenie durch die alleinige neuroleptische Behandlung bessern. Allerdings kann man bei Schlaflosigkeit ein Hypnotikum oder ein sedierendes niedrigpotentes Neuroleptikum hinzugeben, falls das hauptsächlich eingesetzte Neuroleptikum nicht selbst sedierend ist. Bei Angstsymptomatik empfiehlt es sich, zunächst eine neuroleptische Monotherapie durchzuführen und erst bei Symptompersistenz Tranquilizer oder Antidepressiva zusätzlich einzusetzen.

Bei anhaltend depressiver Symptomatik im Rahmen einer Schizophrenie - hier besteht eine Überschneidung mit der schizodepressiven Störung - muss eine antidepressive Behandlung durchgeführt werden. Befürchtungen, dass dadurch der schizophrene Prozess aktiviert werden könnte, sind nicht berechtigt. Jedoch sollten Antidepressiva nicht als Monotherapie gegeben werden. Die Notwendigkeit der Therapie der Depressionen bei Schizophrenie ergibt sich nicht zuletzt aus der hohen Suizidrate Schizophrener.

Übersicht 8: **Grundsatz für depressive Zustände bei Schizophrenie**

■ Persistierende Depressionen antidepressiv behandeln
■ Die Befürchtung, dass dadurch schizophrene Symptome exazerbieren könnten, ist unzutreffend

---

■ **Ausgangs- und Kontrolluntersuchungen:** Vor und während neuroleptischen Behandlungen müssen einige Vorsichtsmaßnahmen getroffen werden. Insbesondere müssen Patienten, die Clozapin erhalten, über mögliche Agranulozytosezeichen informiert werden. Dies ist auch für die Neuroleptika angezeigt, bei denen seltene Fälle von Agranulozytosen bekannt sind (s. dazu die offiziellen Fachinformationen). Patienten, die mit einem typischen Neuroleptikum behandelt werden, müssen nach einigen Monaten über das Risiko der Spätdyskinesie aufgeklärt werden. Auch bei den atypischen Neuroleptika (außer Clozapin) sollte auf diese Möglichkeit hingewiesen werden. Hinsichtlich weiterer Kontrollen s. Übersicht 9.

Übersicht 9: **Untersuchungen bei Neuroleptikatherapie**

Zu Behandlungsbeginn

- Routinelabor empfohlen, bei Clozapin Leukozyten obligatorisch
- Aufklärung über Hinweise für Agranulozytose (Fieber, Angina)
- EKG bei kardialen Risikopatienten und vor Behandlung mit Substanzen mit QT-Zeit-Verlängerung
- Ggf. Schwangerschaftstest
- Gewichtskontrolle

Während der Behandlung

- Blutbildkontrollen bei Clozapinbehandlung
- EKG-Kontrollen bei kardialen Risikopatienten und bei Substanzen mit QT-Zeitverlängerung
- Aufklärung über Spätdyskinesie
- Periodische Gewichtskontrolle
- Periodische Überprüfung der Dosis
- Periodische Überprüfung der Notwendigkeit der Antiparkinsontherapie
- Periodische Kontrolle auf Spätdyskinesie
- Einmal pro Jahr Routinelabor empfohlen

Interaktionen

Allgemeines: Hinsichtlich einer detaillierten Erörterung der Thematik s. die offiziellen Fachinformationen sowie Schöpf und Honegger: Interaktionen in der Psychopharmakotherapie, Steinkopff, 2000.

■ **Pharmakokinetische Interaktionen:** Zu den atypischen Neuroleptika kann pauschal festgestellt werden, dass diese kaum klinisch relevante pharmakokinetische Interaktionen verursachen. Auch ist im Regelfall nicht mit einem starken Anstieg ihres Plasmaspiegels zu rechnen, wenn sie mit Hemmern der Cytochrom-P450-abhängigen Monooxygenasen (CYP-450) kombiniert werden. Ausnahmen sind die Kombination von Clozapin mit Fluvoxamin und die gleichzeitige Gabe von Quetiapin oder Ziprasidon mit Nefazodon oder anderen Hemmern von CYP-450-3A4.

Was die typischen Neuroleptika betrifft, so sind einige von ihnen Hemmer von CYP-450-2D6. Es wurde schon erwähnt, dass Metabolismus und Interaktionspotential der typischen Substanzen selbst heute nur mangelhaft untersucht sind. Nach klinischer Erfahrung ergeben sich allerdings kaum je relevante praktische Probleme.

Weiterhin ist daran zu denken, dass Enzyminduktoren wie z.B. Carbamazepin den Plasmaspiegel von Neuroleptika z.T. stark senken können.

■ **Pharmakodynamische Interaktionen:** Hier ist besonders zu erwähnen, dass Substanzen mit chinidinartiger Wirkung und Effekten auf die QT-Zeit mit anderen herzwirksamen Substanzen nicht bzw. nur mit großer Vorsicht kombiniert werden sollen.

Therapieresistenz

Eine völlige Therapieresistenz auf die neuroleptische Behandlung ist selten, häufiger hingegen ein nur ungenügendes Ansprechen. Dabei muss auch an eine Noncompliance gedacht werden. Aus diesem Grund ist es in der Klinik in Zweifelsfällen sinnvoll, die orale Medikation aufgelöst bzw. in Tropfenform zu geben und die Einnahme zu kontrollieren. Auch eine parenterale Therapie kommt in Frage. Die längerfristige Behandlung kann, wenn der Patient einverstanden ist, mit einem Depotneuroleptikum durchgeführt werden. Die Compliance der oralen Medikation kann ggf. durch eine Plasmaspiegeluntersuchung überprüft werden. Diese ermöglicht allerdings nur die intraindividuelle Kontrolle im Längsschnitt. Interindividuell schwanken die Konzentrationen bei gleicher Dosis stark.

Übersicht 10: **Vorgehen bei Therapieresistenz**

■ Überprüfung der Compliance, ggf. Plasmaspiegelbestimmung
■ Präparatwechsel, Kombinationen von Neuroleptika
■ Bei akuter Katatonie ggf. Elektrokrampfbehandlung
■ Hochdosierung
■ Niedrigdosierung (Amisulprid)
■ Carbamazepinzugabe
■ Lithiumzugabe
■ Assoziierte Syndrome behandeln

Wenn sich unter der Maximaldosis eines Neuroleptikums nach einigen Wochen kein Erfolg einstellt, sollte das Präparat gewechselt werden. Hinsichtlich der Wahl der zweiten Substanz gibt es nur geringe empirische Grundlagen. Nötigenfalls wird man die atypischen Neuroleptika durchtesten, typische Neuroleptika versuchen und Kombinationen z. B. einer atypischen mit einer typischen Substanz einsetzen.

In neuen Studien erwies sich Olanzapin bei Schizophrenien, die auf typische Neuroleptika therapieresistent waren, als wirksam. Bei persistierender Therapieresistenz betrachten erfahrene Experten Clozapin nach wie vor als besonders erfolgsversprechend.

Die Elektrokrampfbehandlung ist bei therapieresistenter katatoner Schizophrenie z. T. rasch effizient.

Bei Therapieresistenz wird auch die hochdosierte, über der üblichen Maximaldosis gelegene Neuroleptikatherapie empfohlen. Die Hochdosierung mit dem atypischen Neuroleptikum Clozapin (600–1000 mg tgl.) kann durchgeführt werden, wenn der Plasmaspiegel für die Dosis relativ niedrig ist und das EEG keine Hinweise auf erhöhte Krampfbereitschaft zeigt. Die Hochdosierung mit typischen Neuroleptika, z. B. mit 40–100 mg Haloperidol, wird wegen der Nebenwirkungen kaum mehr durchgeführt.

Bei therapieresistenten Zuständen mit vorwiegender Negativsymptomatik können mit einer Niedrigdosierung – untersucht wurde vor allem Amisulprid – z. T. befriedigende Resultate erzielt werden.

Bei persistierend aggressiven Tendenzen wurde die Zugabe von Carbamazepin oder von Lithium zum Neuroleptikum mit Erfolg durchgeführt. Die Lithiumzugabe kann, auch ohne dass ein depressives oder manisches Syndrom besteht, in Einzelfällen positive Effekte haben, welche sich nach spätestens zwei Wochen zeigen.

Wichtig ist es auch, assoziierte Depressionen oder andere psychische Störungen zu erkennen und zu behandeln.

Wechsel des Neuroleptikums

Im Allgemeinen verursacht der Wechsel keine größeren Probleme. Wenn das erste Neuroleptikum nur kurz, d.h. Tage bis einige Wochen, gegeben wurde, ist der abrupte Wechsel möglich. Nach längerdauernder Behandlung müssen bei der Umstellung einige Punkte berücksichtigt werden.

Wegen der Möglichkeit der Symptomexazerbation soll der Wechsel in der Regel überlappend durchgeführt werden, wobei die erste Substanz schrittweise abgesetzt wird. Das Tempo richtet sich nach der Dauer der Erstbehandlung.

Beim Absetzen des ersten Neuroleptikums können Entzugssymptome ausgelöst werden. Diese Möglichkeit besteht vor allem bei anticholinergen Substanzen. Außerdem tritt bei Beendigung von Behandlungen mit typischen Neuroleptika vereinzelt eine Entzugsdyskinesie (siehe S. 24) auf.

Wenn eine Umstellung von einem typischen auf ein atypisches Neuroleptikum erfolgt und der Patient bisher ein Antiparkinsonmittel erhielt, empfiehlt es sich, das Antiparkinsonmedikament in der Umstellphase beizubehalten. Das Absetzen könnte einen cholinergen Rebound und eine vorübergehend verstärkte Parkinsonsymptomatik bewirken, die irrtümlicherweise der neuen Substanz zugeschrieben würde. Das Antiparkinsonmittel sollte erst nach Absetzen des typischen Neuroleptikums ausgeschlichen werden.

Bei überlappender Umstellung der Neuroleptika können pharmakokinetische Interaktionen auftreten. Diese sind im Allgemeinen jedoch von geringer klinischer Bedeutung und können in der Praxis vernachlässigt werden.

> **Übersicht 11: Wechsel des Neuroleptikums**
>
> - Bei nur kurzdauernder Behandlung abrupter Wechsel möglich
> - Nach längerdauernder Behandlung schrittweises Absetzen, z. B. jeweils um 1/4, ca. 1–7 Tage pro Schritt, je nach Dauer der Vorbehandlung
> - Überlappender Wechsel im Allgemeinen vorzuziehen
> - Wenn erstes Neuroleptikum anticholinerg und zweites nicht, langsames Absetzen
> - Antiparkinsonmittel: Ausschleichen nach Absetzen des typischen Neuroleptikums
> - Rascher Wechsel in Klinik vertretbar, ambulant langsamerer Wechsel und engmaschige Kontrolle

Alterspatienten

Die Dosen sind primär etwas niedriger zu wählen. Substanzen mit anticholinerger, adrenolytischer oder chinidinartiger Wirkung sollen vorsichtig eingesetzt werden.

Wird Clozapin verwendet, sollte wegen der stark sedierenden Wirkung eine Initialdosis von 6,25 mg gewählt werden.

Bei der Therapie mit typischen Neuroleptika sollte zu Behandlungsbeginn keine prophylaktische Antiparkinsontherapie gegeben werden. Alterspatienten entwickeln nur selten eine akute Dyskinesie, weisen jedoch erhöhte Risiken für anticholinerge Nebenwirkungen auf.

2 Nebenwirkungen von Neuroleptika

Die Nebenwirkungen differieren zwischen den atypischen und typischen Vertretern und sind z. T. substanzspezifisch. Bezüglich der einzelnen Substanzen siehe auch die offiziellen Fachinformationen. Man kann die folgenden drei Gruppen von Nebenwirkungen unterscheiden.

Neurologische Nebenwirkungen

Ihnen kommt bei den Neuroleptika besondere Bedeutung zu.

Die *akute Dyskinesie* ist eine häufige Komplikation typischer Neuroleptika, die in den ersten Stunden bis Tagen der Behandlung auftritt. Sie besteht vor allem in spastischen Verziehungen der Gesichtsmuskulatur einschließlich von Blick-, Lid-, Zungen- und Schlundkrämpfen, in schiefhalsartigen Retraktionen und in Haltungsanomalien im Rumpfbereich. Die Symptome werden z. T. als angsterregend erlebt und können in seltenen Fällen, wenn durch Kontraktion der Schlundmuskulatur ein Stridor auftritt, auch objektiv gefährlich sein.

Übersicht 12: **Neurologische Nebenwirkungen von Neuroleptika**		
	typische	**atypische**
■ Akute Dyskinesie	+	±*
■ Parkinsonoid	+	±*
■ Akathisie	+	±*
■ Spätdyskinesie	+	±*
■ Malignes neuroleptisches Syndrom	+	+**
■ Tremor	+	+
■ Epileptische Anfälle	+	+***

* Je nach Substanz selten bis nie
** Sehr selten
*** Gehäuft unter hochdosierter Clozapinbehandlung

Bei Fortsetzung der neuroleptischen Therapie klingt die Tendenz zur akuten Dyskinesie spontan ab, sodass die Fortführung der Behandlung unter Gabe von Antiparkinsonmitteln (S. 32) im Prinzip möglich ist. Dennoch ist, je nach Schwere der Komplikation und in Abhängigkeit von der Reaktion des Patienten auf die Nebenwirkung, oft der Abbruch der Behandlung erforderlich. Junge Patienten, besonders junge Männer, stellen eine spezielle Risikogruppe für die akute Dyskinesie dar. Nur selten tritt die akute Dyskinesie bei länger bestehender Behandlung nach einer Dosiserhöhung auf.

Die Symptome des bei typischen Neuroleptika ebenfalls häufig auftretenden *Parkinsonoids* bestehen in Rigor, Tremor und Akinese mit Hypomimie, monotoner Sprache, kleinschrittigem Gang und fehlendem Mitschwingen der Arme beim Gehen. Das Parkinsonoid tritt in den ersten Behandlungswochen auf und kann sich im Laufe der weiteren Behandlung spontan zurückbilden.

Bei der *Akathisie* – auch sie kommt vor allem bei typischen Neuroleptika vor – besteht eine unangenehme motorische Unruhe, insbesondere in den Beinen. Der Patient trippelt beim Stehen und muss vor dem Einschlafen ständig die Beine im Bett bewegen. Die leichteste Ausprägung kann eine subjektiv empfundene innere Unruhe ohne sichtbare Bewegungen sein. Die Akathisie kann sich unter psychischem Stress verstärken. Die Störung tritt in den ersten Wochen der Behandlung auf und zeigt keine Tendenz zur spontanen Besserung. Die Akathisie ist der Hauptgrund, warum im Prinzip behandlungswillige Patienten das Neuroleptikum absetzen.

Unter den atypischen Neuroleptika bewirkt Olanzapin gelegentlich eine Akathisie.

Die *Spätdyskinesie* (Synonym: tardive Dyskinesie) tritt frühestens nach mehrmonatiger Behandlung auf. Sie ist die schwerwiegendste neurologische Nebenwirkung, mit der ca. 20% der Patienten, welche über Jahre typische Neuroleptika erhalten, in zumindest leichter Form rechnen müssen. Je höher die Dosis, desto höher das Risiko. Die Spätdyskinesie besteht in unwillkürlichen Bewegungen der mimischen Gesichtsmuskulatur, der Perioralregion und der Zunge, zudem in choreiformen Bewegungen der Extremitäten, vorwiegend der Hände und Finger und in rhythmischen, stereotypieähnlichen Bewegungen des Rumpfes. In seltenen Fällen kann durch den Befall der Schlundmuskulatur die Nahrungsaufnahme beeinträchtigt oder durch die Beteiligung von Zwerchfell und Interkostalmuskulatur die Atmung unregelmäßig werden. Die Symptome der Spätdyskinesie verstärken sich oft unter mentaler oder motorischer Aktivierung. Eigenartigerweise werden die Bewegungsstörungen vom Patienten oft wenig registriert.

Die Spätdyskinesie kann während der Behandlung, nach Dosisreduktion oder nach dem Absetzen des Neuroleptikums auftreten (Entzugsdyskinesie). Oft bilden sich die Symptome innerhalb von Wochen bis Monaten zurück, sie können aber auch irreversibel sein. Schwere persistierende Spätdyskinesien sind selten. Zur Pathogenese wird eine durch die langfristige Blockierung der D2-Rezeptoren herbeigeführte dopaminerge Hypersensibilität vermutet.

Man geht davon aus, dass sich das Spätdyskinesierisiko eines Neuroleptikums parallel zu seiner EPS-verursachenden Wirkung verhält. Damit in Übereinstimmung steht, dass Clozapin nie eine Spätdyskinesie verursacht. Auch die neuen atypischen Substanzen weisen ein stark erniedrigtes Risiko auf.

Bei Patienten unter Neuroleptikatherapie ist die regelmäßige Kontrolle auf Spätdyskinesie notwendig (Übersicht 13).

Übersicht 13: Untersuchung auf Spätdyskinesie

Beobachten

- Unwillkürliche Bewegungen im Gesichts- und Mundbereich
- Choreiforme Bewegungen im Bereich der Extremitäten
- Schaukeln oder Wiegen des Rumpfes

Prüfen

- Zunge herausstrecken lassen und beobachten, ob Bewegungsunruhe
- Den Patienten sitzen, stehen und gehen lassen
- Symptomprovokation durch mentale oder motorische Anstrengung (Rechnen, Finger der Reihe nach auf Daumen tippen)

Bei der Langzeitbehandlung mit Neuroleptika kann nicht nur eine Spätdyskinesie, sondern auch eine Spätakathisie,

Spätdystonie oder neuroleptisch bedingte tardive Ticer-
krankung auftreten.

Das *maligne neuroleptische Syndrom* (MNS) ist eine sehr
seltene, lebensgefährliche Komplikation, die hauptsächlich
zu Beginn der Behandlung auftritt. Hinsichtlich der Symptomatik s. Übersicht 14. Die Differentialdiagnose zur perni-
ziösen Katatonie kann schwierig bis unmöglich sein, und
in allen Zweifelsfällen muss man die neuroleptische Behandlung stoppen.

Übersicht 14: **Malignes neuroleptisches Syndrom**

- Hyperthermie
- Schwerer Rigor, u. U. Tremor
- Autonome Dysfunktion mit Hypertonie oder Blutdrucklabilität,
  Tachykardie, profundem Schwitzen
- Bewusstseinstrübung, u. U. Delir, u. U. Koma
- Leukozytose, CPK-Erhöhung als Ausdruck muskulärer Schädi-
  gung

Ein feinschlägiger Tremor kann unter der Therapie mit
Neuroleptika vorkommen.

Epileptische Anfälle stellen eine seltene Behandlungs-
komplikation dar. Bei hochdosierter Therapie, besonders
mit Clozapin, ist dieses Risiko erhöht. Bei Patienten mit
Epilepsie, die Neuroleptika benötigen, sollte die Dosis nur
langsam verändert werden.

Psychische Nebenwirkungen

Übersicht 15: **Psychische Nebenwirkungen von Neuroleptika**		
	typische	**atypische**
■ Sedierung	±*	±*
■ Affektive Indifferenz	+	±**
■ Depression	+	±**
■ Akinetisches extrapyramidales Syndrom	+	±**
■ Delir	+***	+***
■ Physische Abhängigkeit	±****	±****

```
   *  je nach Substanz
  **  bei atypischen Neuroleptika leichter und seltener
 ***  wesentlich in Abhängigkeit der anticholinergen Effekte
****  ohne Drang nach weiterer Substanzeinnahme
```

Der *sedierende Effekt* variiert je nach Substanz (Übersichten 3–5). Im Laufe der Behandlung tritt oft eine Toleranzentwicklung ein.

Nicht wenige Patienten erleben unter der neuroleptischen Therapie ein als belastend empfundenes Gefühl von *affektiver Indifferenz*. Dieses kommt bei atypischen Neuroleptika schwächer und seltener vor als bei den typischen Neuroleptika.

Neuroleptika können vereinzelt zu *Depressionen* führen. Dabei ist zu berücksichtigen, dass die Schizophrenie an sich häufig mit depressiven Symptomen einhergeht. Daneben kann vor allem unter der Behandlung mit typischen Neuroleptika eine Bewegungsarmut auftreten, welche an eine Depression erinnert (*akinetisches extrapyramidales Syndrom*).

Delirien treten vereinzelt zu Beginn der Therapie, besonders mit anticholinergen Substanzen, auf, dies vorwiegend nach rascher Dosissteigerung. Im Allgemeinen wird man das Präparat absetzen, obwohl die meisten Delirien auch bei fortgesetzter Behandlung abklingen.

Neuroleptika können zu einer gewissen *physischen Abhängigkeit* führen und beim Absetzen Entzugssymptome hervorrufen. Allerdings besteht kein Drang zur Fortsetzung der Substanzeinnahme.

Allgemein somatische Nebenwirkungen

Übersicht 16: **Allgemein somatische Nebenwirkungen**
           von Neuroleptika

	typische	atypische
Adrenolytische	±*	±*
Anticholinerge	±*	±*
Speichelfluss	+	+**
Gefühl verstopfter Nase	+	+
Störungen der Sexualfunktion	+	+
Kardiale Effekte	±*	±*
Agranulozytose	+	+**
Andere Veränderungen des weißen Blutbildes	+	+
Fieber	+	+**
Allergien, Photosensibilität	+ˣ	+
Retinitis pigmentosa	+ˣ	–
Galaktorrhoe	+	±ˣˣ
Ödeme	±	±
Leberfunktionsstörungen	±	±
Inadäquate ADH-Sekretion, Wasserintoxikation	+	+
Hitzestau	+	+

---

 * Je nach Substanzeigenschaften
** Besonders Clozapin
 ˣ Phenothiazine
ˣˣ Bei Amisulprid häufiger als bei anderen atypischen Neuraleptika

An *adrenolytischen Effekten* ist vor allem die orthostatische Hypotonie zu nennen. *Anticholinerge Effekte* sind Akkommodationsstörungen, Mundtrockenheit, Tachykardie, Obstipation, Glaukomanfälle bei Engwinkelglaukom und Harnretention bei Prostatahypertrophie.

Neuroleptika können auch einen *erhöhten Speichelfluss* bewirken. Dies gilt besonders für Clozapin. Der Wirkungsmechanismus ist unbekannt.

Gelegentlich tritt eine Schwellung der *Nasenschleimhäute* mit dem Gefühl einer verstopften Nase auf.

Beeinträchtigungen der *Libido* und sexuelle Funktionsstörungen sind unter jeglicher neuroleptischer Therapie möglich.

Die *kardialen Nebenwirkungen* sind je nach Substanz unterschiedlich. Chlorpromazin und Thioridazin haben eine chinidinartige Wirkung und können zu Überleitungsstörungen führen. Beide Substanzen können auch eine QT-Zeit-Verlängerung bewirken. Von den typischen Neuroleptika hat auch Pimozid diesen Effekt, von den atypischen Ziprasidon.

Eine *Agranulozytose* (s. auch S. 13) kann besonders unter Clozapinbehandlung, grundsätzlich aber bei der Therapie mit allen oder fast allen Neuroleptika auftreten. Bei Haloperidol ist die Wahrscheinlichkeit extrem gering. Auch bei den neuen atypischen Neuroleptika wurden bisher kaum Agranulozytosen beschrieben. Agranulozytosen treten hauptsächlich in den ersten Behandlungsmonaten auf.

Unter Clozapintherapie müssen die Leukozyten in den ersten 18 Wochen wöchentlich und später monatlich kontrolliert werden. Sind die Leukozyten $< 3500/\text{mm}^3$ und die Neutrophilen $1500–2000/\text{mm}^3$, müssen die Leukozyten zweimal pro Woche kontrolliert werden. Bei Leukozytenwerten $< 3000/\text{mm}^3$ oder Granulozyten $< 1500/\text{mm}^3$ muss das Präparat abgesetzt werden. Der Patient ist anzuweisen, bei Fieber, Stomatitis, Pharyngitis, Lymphadenopathie oder reduziertem Allgemeinbefinden die Einnahme des Medikaments sofort zu unterbrechen, bis die Leukozyten kontrolliert sind. Die Leukozytenkontrolle ist bei derartigen Symptomen unter der Behandlung mit allen Neuroleptika notwendig.

Neuroleptika können auch *Leukozytosen, Eosinophilien, Lymphozytosen* und eine Beschleunigung der *Blutsenkung* bewirken.

Unter Neuroleptikatherapie, am häufigsten bei Clozapin, kann *Fieber* auftreten. Dieses ist im Prinzip harmlos, allerdings muss eine Agranulozytose ausgeschlossen werden. Das Fieber ist oft vorübergehend.

Übersicht 17: Fieber unter Neuroleptikatherapie

- ■ Medikation unterbrechen und sofort Leukozyten kontrollieren
- ■ Bei normaler Leukozytenzahl kann die Behandlung fortgesetzt werden

---

Allergische Reaktionen sind bei allen Neuroleptika möglich. *Photosensibilität* kann besonders bei Phenothiazinen auftreten.

Risiken für das Auge im Sinn einer *Retinitis pigmentosa* bestehen bei Anwendung hoher Dosen von Phenothiazinen. Hier ist eine periodische ophthalmologische Kontrolle angezeigt.

Eine *Galaktorrhoe* kann vor allem bei typischen Neuroleptika als Folge der erhöhten Prolaktinausschüttung auftreten. Von den atypischen Neuroleptika neigt Amisulprid zu dieser Nebenwirkung.

Vereinzelt können *Beinödeme* auftreten, deren Ätiologie ungeklärt ist. Unter Olanzapin tritt diese Komplikation etwas gehäuft auf.

Bei der Behandlung mit Neuroleptika kommt es vereinzelt zu einer meist nur transitorischen *Erhöhung der GOT und GPT.* Man betrachtet Kontrollen der Leberfunktion nicht als routinemäßig notwendig.

Als seltene Komplikation kann eine inadäquate ADH-Sekretion mit *Wasserintoxikation* auftreten.

Unter Neuroleptikabehandlung ist die Thermoregulation beeinträchtigt, was unter Umständen zum *Hitzestau* und zum Hitzschlag führen kann.

Die meisten Neuroleptika können zu einer *Gewichtszunahme* führen (Übersicht 18), wobei die Tendenz je nach Substanz unterschiedlich ist.

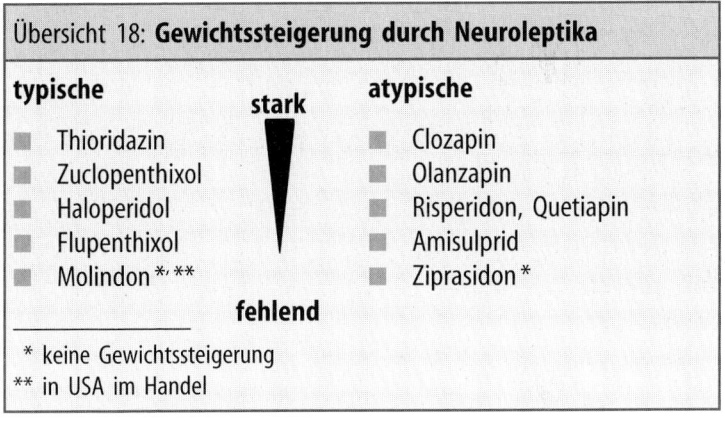

Übersicht 18: **Gewichtssteigerung durch Neuroleptika**

typische	**stark**	**atypische**
▪ Thioridazin		▪ Clozapin
▪ Zuclopenthixol		▪ Olanzapin
▪ Haloperidol		▪ Risperidon, Quetiapin
▪ Flupenthixol		▪ Amisulprid
▪ Molindon*,**		▪ Ziprasidon*
	fehlend	

* keine Gewichtssteigerung
** in USA im Handel

Übersicht 19: **Regel bei psychopharmakabedingter Gewichtszunahme**

Bei schon übergewichtigen Patienten, die unter der Therapie ≥5 kg zunehmen, Medikament auch bei Verbesserung des psychischen Zustandes absetzen

Neuerdings wird die Frage diskutiert, ob Neuroleptika vereinzelt einen *Diabetes mellitus auslösen* können, dies unabhängig von der Gewichtszunahme. Sowohl typische als auch atypische Substanzen wurden genannt, von Letzteren Clozapin und Olanzapin, nicht jedoch Risperidon, Amisulprid und Quetiapin. Beim Absetzen normalisierte sich der Blutzucker z. T. Es scheint sich um eine substanzspezifische Eigenschaft zu handeln. Bei Langzeitbehandlung mit Neuroleptika sind daher periodische Kontrollen des Blutzuckers angezeigt.

Therapie von Neuroleptikanebenwirkungen

Neurologische Nebenwirkungen

Akute Dyskinesie: Der prophylaktische Einsatz eines anticholinergen Antiparkinsonmittels, z. B. Biperiden (2×2–4 mg tgl.) oder Trihexiphenidyl (2×2–5 mg tgl.) verhindert das Auftreten der akuten Dyskinesie fast immer. Die bestehende akute Dyskinesie kann durch Gabe von 5 mg Biperiden i.m. oder i.v. innerhalb weniger Minuten zum Verschwinden gebracht werden.

Parkinsonoid: Die Therapie erfolgt mit anticholinergen Antiparkinsonmitteln (s. oben) oder durch Dosisreduktion des Neuroleptikums. Die Notwendigkeit einer bestehenden Parkinsonoidbehandlung sollte periodisch überprüft werden.

Akathisie: Therapeutische Möglichkeiten sind Dosisreduktion, Antiparkinsonmittel, Benzodiazepine und Betablocker (z. B. 60 mg Propranolol tgl.).

Spätdyskinesie: Therapeutisch steht an erster Stelle das Absetzen des Neuroleptikums. Wenn es aus psychiatrischen Gründen notwendig ist, eine neuroleptische Therapie fortzusetzen, sollen atypische Neuroleptika eingesetzt werden, die keine oder fast keine EPS verursachen (Übersicht 5). Zur eigentlichen Behandlung der persistierenden Spätdyskinesie ist die Verabreichung von Clozapin möglich, welches die Bewegungsstörungen vermindert. Möglicherweise kommen dafür auch andere atypische Neuroleptika in Frage. Auch die Gabe niedriger Dosen typischer Neuroleptika führt zur Symptomverminderung. Dies beinhaltet allerdings ein Risiko des Fortschreitens der tardiven Dyskinesie.

▒ **MNS:** Hier ist eine internistische Intensivbehandlung notwendig. Dantrolen und Bromocriptin haben einen günstigen Effekt auf das MNS. Ist nach Abklingen des MNS eine neuroleptische Medikation nötig, sollte Clozapin gegeben werden, bei welchem kaum je ein MNS beobachtet wurde. Möglicherweise zeigen auch die neuen atypischen Neuroleptika ein sehr niedriges Risiko für ein MNS.

▓ Psychische Nebenwirkungen

▒ **Depressionen:** Es kommt vor allem die Therapie mit Antidepressiva und der Wechsel von einer typischen auf eine atypische Substanz in Frage.

Besteht der Verdacht auf ein akinetisches extrapyramidales Syndrom, sollte man für einige Tage ein Antiparkinsonmittel versuchen.

▓ Allgemein somatische Nebenwirkungen

▒ **Galaktorrhoe:** Nach Möglichkeit wechselt man auf ein Präparat, welches diese Komplikation selten oder nie verursacht (Olanzapin, Quetiapin, Ziprasidon, Clozapin). Muss die Medikation trotz Galaktorrhoe fortgesetzt werden, kommt die Behandlung mit Bromocriptin oder einem anderen D2-Agonisten in Frage.

▒ **Gewichtssteigerung:** Frühzeitige Diätberatung und die Empfehlung zu regelmäßiger körperlicher Aktivität sowie ggf. ein Präparatwechsel sind die möglichen Maßnahmen.

▒ **Sexuelle Funktionsstörungen:** Wahrscheinlich ist Sildenafil gut wirksam.

3 Dosierung ausgewählter Neuroleptika

■ **Amisulprid:**
- 1. Tag bei Bedarf 400–800 mg.
- Maximaldosis 800 mg tgl. Dosis bei Schizophrenie mit vorwiegender Negativsymptomatik 50–200 mg tgl.

■ **Clozapin:**
- 1. Tag 1–2×12,5–25 mg,
- 2. Tag 1–2×25 mg.
- Durchschnittliche Tagesdosis 200–300 mg tgl.
- Übliche Maximaldosis 600 mg tgl., bei Therapieresistenz u. U. bis 1000 mg tgl.

■ **Flupentixol:**
- 1. Tag 6–15 mg.
- Übliche Maximaldosis 20 mg tgl.

■ **Haloperidol:**
- 1. Tag 6–15 mg.
- Übliche Maximaldosis 20 mg tgl.

■ **Olanzapin:**
- 1. Tag üblicherweise 10 mg.
- Dosierungsbereich 5–20 mg tgl.

Pimozid:
- 1. Tag 3 (2–4) mg.
- Übliche Maximaldosis 12 mg tgl.
- Bei Wahnkrankheit Beginn mit 1 mg tgl.

Quetiapin:
- 1. Tag 50 mg,
- 2. Tag 100 mg,
- 3. Tag 200 mg,
- 4. Tag 300 mg.
- Maximaldosis 750 mg tgl.

Risperidon:
- 1. Tag 2 mg,
- 2. Tag 4 mg.
- Übliche Dosis 4–6 mg tgl.
- Übliche Maximaldosis 10 mg tgl., absolute Maximaldosis 16 mg tgl.

Ziprasidon:
- 1. Tag 2×20 mg.
- Dosissteigerung maximal alle 2 Tage.
- Maximaldosis 160 mg tgl.

Zuclopenthixol:
- 1. Tag 50 (25–75) mg tgl.
- Übliche Maximaldosis 150 mg tgl.

4 Dosierung von Depotneuroleptika

■ **Allgemeines:** Mit Ausnahme des oralen Depotpräparats Penfluridol werden alle Depotneuroleptika i.m. verabreicht. Durch Veresterung der Neuroleptika entstehen stark lipophile Substanzen, die nur langsam in die Zirkulation abgegeben werden. Die Wirkungsdauer beträgt je nach Substanz 1–4 Wochen. Depotneuroleptika werden nicht als initiale Therapie, sondern als Fortsetzung der oralen Behandlung eingesetzt.

Die von den Herstellern angegebenen Dosierungsrichtlinien werden aus der oralen Tagesdosis errechnet. Es empfiehlt sich, zunächst ein mittleres Injektionsintervall zu wählen. Bei Hinweisen auf einen Wirkungsverlust vor der nächsten Injektion sollte man das Intervall reduzieren. Ein kürzeres Intervall bei proportional reduzierter Gesamtdosis ist sinnvoll, wenn sich der Patient in den Tagen nach der Injektion wegen der erhöhten Neuroleptika-Konzentration müde fühlt. Ein längeres Intervall kann bei konstant guter Verfassung gewählt werden.

■ **Flupentixoldecanoat:** Gabe der 4fachen oralen Tagesdosis alle 2 Wochen, der 6fachen oralen Tagesdosis alle 3 Wochen oder der 8fachen oralen Tagesdosis alle 4 Wochen.

■ **Fluphenazindecanoat:** 25–100 mg (12,5–100 mg) alle 3 (2–4) Wochen.

▓ **Haloperidoldecanoat:** Gabe des 15fachen der oralen Tages-dosis alle 4 Wochen.

▓ **Penfluridol:** 20–60 mg 1× pro Woche.

▓ **Zuclopenthixolacetat:** 200–400 mg alle 2–4 Wochen.

5 Schizophrenie: Informationen für Patienten und Angehörige

▪ Allgemeines

▪ **Symptome:** Die Krankheitssymptome können vom einen zum anderen Patienten sehr unterschiedlich sein. Allgemein ist festzustellen, dass sich die Patienten aus der realen Welt zurückziehen. Ihr Verhalten mag für die Umgebung eigenartig erscheinen.

Typische Krankheitssymptome sind Sinnestäuschungen (Halluzinationen), vor allem in Form von Stimmen, welche die Patienten hören, ohne dass jemand anwesend ist. Die Stimmen sprechen zum Patienten oder über ihn, sie kommentieren, was er gerade tut, oder sie stellen eine Art laut gewordener Gedanken dar.

Charakteristisch sind auch Wahnideen. Dies bedeutet, dass der Patient offensichtlich falsche Auffassungen von Gegebenheiten hat, deren Unrichtigkeit eigentlich erkennbar wäre. Der Patient fühlt sich verfolgt oder beeinflusst, glaubt, in besonderer Mission zu handeln, hält sich für eine andere Person o.ä.

Oft stellt man fest, dass die Äusserungen des Patienten unlogisch oder unverständlich sind.

Andere typische Symptome sind ein distanziertes Verhalten und unverständliche gefühlsmäßige Reaktionen.

Einzelne Patienten weisen ungewöhnliche Bewegungen oder Körperhaltungen auf.

Initiativarmut und Apathie sind relativ häufig vorkommende, sog. Negativsymptome (im Gegensatz zu Wahn und Halluzinationen, welche als Positivsymptome bezeichnet werden).

Den Patienten fehlt mindestens teilweise die Einsicht in den krankhaften Charakter ihrer Symptome und Verhaltensweisen.

Depressionen: Solche treten im Rahmen einer Schizophrenie häufig auf. Nicht zuletzt wegen des Selbstmordrisikos müssen sie erkannt und behandelt werden.

Verlauf: Oft tritt die Erkrankung allmählich auf, ohne dass man einen genauen Beginn angeben kann.

Mit der modernen Behandlung können fast alle Schizophrenien gebessert werden. Eine vollständige Heilung erfolgt jedoch in einer Minderheit der Erkrankungen. Generell besteht eine Tendenz zu Rückfällen.

Folgen: Die Erkrankung hat ungünstige Konsequenzen auf das Wohlbefinden des Betroffenen, beeinträchtigt die Arbeitsfähigkeit und die Fähigkeit zu zwischenmenschlichen Beziehungen.

Häufigkeit: Ungefähr 1% der Bevölkerung erkrankt im Laufe des Lebens an einer Schizophrenie. Männer und Frauen sind gleich häufig betroffen. Das Ersterkrankungsalter liegt meist zwischen 15 und 45 Jahren.

Ursache: Diese ist, wie bei vielen psychischen Erkrankungen, weitgehend unbekannt. Es gibt eine gewisse erbliche Veranlagung. Keineswegs in allen Familien von Patienten mit Schizophrenie findet man weitere Erkrankte, sodass unsicher bleibt, ob im Einzelfall eine erbliche Belastung eine Rolle spielt oder nicht.

Die Bedeutung ungünstiger psychologischer Faktoren bei der Entstehung der Schizophrenie ist nicht belegt. Eine falsche Erziehung ist zwar generell nachteilhaft für das Kind, sie fördert aber nicht das Auftreten einer Schizophrenie.

Therapie

Medikamente: Bestimmte Medikamente, sog. Neuroleptika, sind für die meisten Patienten eine entscheidende Hilfe. Mit diesen können die Krankheitssymptome zum Verschwinden gebracht oder gebessert werden. Positivsymptome sind leichter zu beeinflussen als Negativsymptome.

Man empfiehlt bei der ersten Krankheitsphase, die Behandlung für mindestens 1 Jahr durchzuführen, bei wiederholten Krankheitsphasen über viele Jahre bzw. auf Dauer. Viele Menschen akzeptieren nicht leicht, regelmäßig Medikamente zu nehmen. Sie sind erst dann zur konsequenten Medikamenteneinnahme bereit, wenn sie durch ihre persönliche Erfahrung diese Notwendigkeit erkannt haben.

Für Patienten, die kein Medikament einnehmen, ist es wichtig, erste Zeichen der wiederkehrenden Krankheit zu erkennen. Dies können verschiedene Symptome, insbesondere auch Schlafstörungen sein. Wenn der Patient solche Frühsymptome feststellt, soll er unverzüglich mit seinem Arzt Kontakt aufnehmen.

Psychotherapie: Regelmäßige Gespräche sind immer angezeigt, damit der Patient sich ergebende Probleme optimal meistern und seine Krankheit verarbeiten kann.

▓ **Psychiatrische Klinik, andere Institutionen:** In der akuten Krankheitsphase kann es nötig sein, dass der Patient in einer psychiatrischen Klinik behandelt wird. Bei leichterer Erkrankung oder im Anschluss an den Klinikaufenthalt kann die Aufnahme in eine Tagesklinik oder Nachtklinik hilfreich sein.

▓ **Hinweise zur Lebensführung:** Allgemein empfiehlt man, eine Überlastung durch Verpflichtungen und übermäßige gefühlsmäßige Beanspruchungen zu vermeiden.

Die berufliche Tätigkeit soll den Kräften des Patienten angepasst und nicht zu hektisch sein. Eine Tätigkeit, die intensiven Kontakt zu anderen Menschen beinhaltet, kann als zu belastend erlebt werden.

Die Patienten sollten weder in einer übermäßig stimulierenden noch in einer anregungsarmen Umgebung leben. Für viele Patienten ist es nicht günstig, wenn sie alleine wohnen.

▓ **Drogen:** Kokain, LSD, andere Halluzinogene, Cannabis (Haschisch oder Marihuana) und Ecstasy können schizophrene Symptome verstärken. Daher sollten Patienten mit Schizophrenie auf keinen Fall solche Drogen nehmen.

■ **Spezielle Hinweise für Angehörige**

▓ **Schuldgefühle:** Angehörige haben häufig das Gefühl, sie hätten die Erkrankung des Patienten verschuldet. Aus heutiger Sicht kann dazu klar festgestellt werden, dass es für schizophrenieverursachende Verhaltensweisen Angehöriger keine Hinweise gibt.

▓ **Kontakt zu Ärzten und anderen Therapeuten:** Eine gute Information der Angehörigen über die Erkrankung und die

Behandlung ist Teil der modernen Therapie. Die Angehörigen sollen nicht zögern, Fragen zu stellen oder Feststellungen zu treffen, die ihnen wichtig erscheinen.

Ungünstige Verhaltensweisen: Wie allgemein im Leben muss man sich bei dieser Erkrankung bewusst sein, dass man im Umgang mit anderen Menschen nie alles richtig machen kann. Trotzdem lassen sich einige Punkte nennen, deren Beachtung beim Kontakt mit dem Patienten vorteilhaft ist.

Es kann krankheitsverstärkend wirken, wenn der Patient von Seiten der Angehörigen sehr viel Kritik erhält oder sich die Angehörigen übermäßig in seine Angelegenheiten einmischen. Andererseits kann es wegen der Verhaltensweisen des Patienten nötig sein, dies zu tun. In solchen Situationen sollte das Vorgehen im Gespräch mit Arzt, Patient und Angehörigen geklärt werden.

Angehörige untereinander: Sie sollten sich gegenseitig gut informieren und sich in wichtigen Belangen gegenseitig abstimmen. Dies erleichtert nicht nur ihre eigene Lage, sondern oft auch die Therapie.

Eigener Kräftehaushalt: Angehörige sollten, wenn sie stark beansprucht werden, die eigenen Interessen nicht übermäßig hintanstellen.

Krisensituationen: Im Zusammenleben mit schizophrenen Patienten können Situationen auftreten, die für die Angehörigen sehr belastend sind. Solche Situationen sollten möglichst frühzeitig mit dem Patienten und ggf. auch dem Arzt besprochen werden.

Wenn das Verhalten des Patienten untragbar wird, wozu auch die akute Gefährdung seiner selbst und von anderen gehört, kann es die Aufgabe der Angehörigen sein, den Notfallarzt hinzu zu ziehen, auch wenn der Patient dies ablehnt.

Bücher als Ratgeber: Es gibt heute zahlreiche für Laien verfasste Bücher über die Erkrankung und ihre Behandlung.

Angehörigengruppen: Dort können zusätzliche Informationen und Ratschläge eingeholt werden. Es kann hilfreich sein, sich einer solchen Gruppe anzuschließen.